SUR LES DIVERS MODES

DE

TRAITEMENT ÉLECTRIQUE

DES NÉVRITES

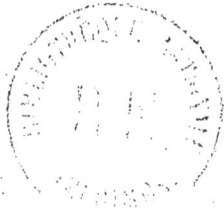

PAR

Louis RIQUÉ

Docteur en médecine

EX-INTERNE DES HOPITAUX DE PERPIGNAN

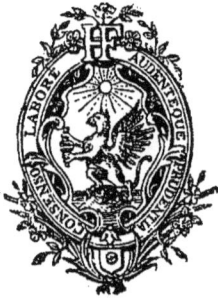

MONTPELLIER

IMPRIMERIE CENTRALE DU MIDI

(HAMELIN FRÈRES)

—

1901

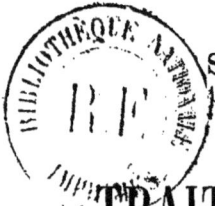

SUR LES DIVERS MODES

DE

TRAITEMENT ÉLECTRIQUE

DES NÉVRITES

SUR LES DIVERS MODES

DE

TRAITEMENT ÉLECTRIQUE

DES NÉVRITES

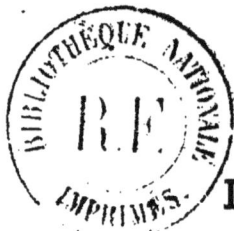

PAR

Louis RIQUÉ

Docteur en médecine

EX-INTERNE DES HOPITAUX DE PERPIGNAN

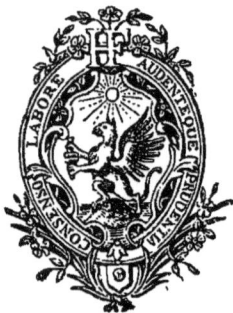

MONTPELLIER
IMPRIMERIE CENTRALE DU MIDI
(HAMELIN FRÈRES)
—
1901

A LA MÉMOIRE DE MON PÈRE

A LA MÉMOIRE DE MA MÈRE

A MES SŒURS

A MES TANTES ET A MON ONCLE

A TOUS MES PARENTS ET AMIS

L. RIQUÉ.

A MON PRÉSIDENT DE THÈSE

MONSIEUR LE PROFESSEUR A. IMBERT

A MONSIEUR LE PROFESSEUR AGRÉGÉ H. BERTIN-SANS

L. RIQUÉ.

AVANT-PROPOS

Grâce à l'obligeance de M. le docteur Fines, que nous remercions vivement de l'amabilité qu'il nous a toujours témoignée, nous avons eu l'occasion de soumettre à un traitement électrique un certain nombre de malades.

Les bons résultats que nous avons généralement obtenus, et plus particulièrement la guérison d'une névrite dont nous relatons l'observation dans notre chapitre I, nous avaient vivement intéressé aux applications thérapeutiques de l'énergie électrique.

Aussi avons-nous choisi comme sujet de notre thèse l'étude d'un point intéressant d'électrothérapie: l'exposé des divers modes de traitement électrique des névrites.

M. le professeur Imbert a bien voulu nous autoriser à recueillir, dans son service d'électrothérapie de l'hôpital Suburbain de Montpellier, quelques documents relatifs à cette question, ce qui nous a permis d'ajouter à notre tentative de mise au point quelques observations inédites,

x

A ce Maître éminent, qui met le comble à sa bienveillance en nous faisant l'honneur d'accepter la présidence de notre thèse, nous exprimons notre profonde reconnaissance.

M. le professeur agrégé H. Bertin-Sans, qui s'est montré extrêmement aimable à notre égard, nous permettra également de lui témoigner notre respectueuse sympathie.

Nous nous faisons aussi un agréable devoir d'adresser tous nos remerciements à MM. les docteurs Massot et Lutrand, chirurgiens de l'Hôpital civil de Perpignan, et à M. le docteur Sabarthez, pour l'intérêt qu'ils nous ont porté durant notre internat.

Nous ne saurions oublier notre compatriote et ami M. le docteur Denoyés, préparateur du service d'électrothérapie de Montpellier, qui nous a donné d'excellentes indications pour la confection de ce travail ; nous lui en sommes très reconnaissant.

Enfin, avant de quitter la Faculté de Montpellier, nous tenons à exprimer à tous nos Maîtres de l'École et des Hôpitaux nos sincères remerciements pour leur précieux enseignement et leurs bons conseils.

SUR LES DIVERS MODES

DE

TRAITEMENT ÉLECTRIQUE

DES NÉVRITES

INTRODUCTION

Il est nécessaire, si l'on veut appliquer aux névrites un traitement rationnel, de tenir compte de deux ordres de conditions dont l'importance est capitale : l'étiologie et la symptomatologie.

L'étiologie inspirera des mesures prophylactiques et un
traitement causal.

En réalité, la prophylaxie des névrites est d'une pratique
à peu près impossible ou du moins très restreinte, car le
médecin se trouve, le plus souvent, mis en présence d'une
lésion déjà réalisée, et la prophylaxie se réduit alors, quand
la chose est possible, à éviter les rechutes et les récidives.

Le traitement causal est d'une réalisation plus ou moins
facile et d'une efficacité variable, suivant les cas. Si la cause

d'une polynévrite est parfaitement connue, s'il s'agit, par exemple, d'une intoxication (alcoolique, saturnine, paludéenne, arsenicale, etc...) ou d'une infection qu'il soit possible d'enrayer, il sera, en effet, facile de soustraire le malade à son action, et la suppression de la cause aura souvent une influence décisive sur la marche de la maladie.

Il est des cas, cependant, où la cause de l'affection ne saurait être déterminée et dans lesquels tout traitement causal devient illusoire. Il en est d'autres, enfin, dans lesquels le traitement causal est impuissant à provoquer la régression des troubles ou la guérison, et Raymond a insisté sur l'insuffisance du traitement spécifique dans les névrites d'origine syphilitique.

La symptomatologie, au contraire, fournira dans chaque cas des indications variées à remplir, car le médecin devra diriger un traitement approprié contre les différents troubles présentés par le malade. Au début de l'affection, lorsque les différentes manifestations présentent toute leur acuité, la thérapeutique doit précisément, comme on s'accorde à le reconnaître, être purement symptomatique. Elle consiste à combattre les phénomènes douloureux et l'insomnie.

Plus tard, lorsque le processus morbide a, pour ainsi dire, épuisé son action, on se trouvera en présence de troubles, parfois profonds et graves, reliquats de l'affection, et contre lesquels il faudra instituer un traitement curatif.

Nous ne nous occupons pas, dans le cours de ce travail, de tous les moyens employés dans les différentes étapes du traitement des névrites. Notre étude est uniquement consacrée au traitement électrique de ces affections (1).

---

(1) Cette étude technique s'applique aussi bien au traitement des névrites isolées ou circonscrites, et qui sont, le plus souvent, d'origine traumatique, qu'aux polynévrites auxquelles sont applicables les considérations tirées de l'étiologie, que nous avons exposées au début de notre introduction.

C'est un point très spécial de la thérapeutique dont nous venons d'indiquer les grandes divisions, mais c'est aussi un point très intéressant, non seulement à cause de la place importante que tous les auteurs accordent à l'électrisation dans le traitement des névrites, mais encore à cause de la diversité même des procédés d'électrisation qui peuvent être utilisés par le médecin.

Les diverses formes de courants utilisées en électrothérapie ont été, en effet, employées contre les névrites, ce qui a permis une application plus large, plus appropriée et plus délicate de l'énergie électrique.

Nous ne pouvons entrer ici dans la discussion complète de leur valeur respective, comme méthode de traitement : aussi bien les documents nous manqueraient pour essayer cette étude.

Nous nous proposons plus spécialement de mettre au point la technique du traitement électrique des névrites par les différentes formes de courant.

Certaines, comme la galvanisation, la faradisation et la franklinisation étant employées depuis longtemps, et bien connues, nous ne faisons que signaler quelques particularités de la technique de leurs applications.

Pour les autres, comme les courants alternatifs à basse fréquence, les courants de haute fréquence et les alternatives voltiennes, dont l'utilisation est de date récente, nous rendons compte, en même temps, des résultats qu'elles ont permis d'obtenir.

Comme complément à cette étude, nous exposons quelques considérations relatives à l'association des différentes formes de courant, dans le traitement des névrites, et nous relatons quelques observations que nous avons pu réunir dans le service d'électrothérapie de l'hôpital Suburbain de Montpellier.

CHAPITRE I

Traitement des névrites par la galvanisation

La galvanisation est l'utilisation des courants que l'on a l'habitude d'appeler continus. « Le courant galvanique est le courant qui est défini par une ligne parallèle à l'axe des temps, lorsque l'état permanent est établi. La forme de ce courant est, par conséquent, celle d'un courant constant. » (Bordier.)

Les courants galvaniques ou continus sont appliqués au traitement des névrites depuis fort longtemps, et leur usage est recommandé par tous les auteurs, lorsqu'il n'y a aucune contre-indication à un traitement électrique, et même dans les cas où la faradisation ne peut pas être utilisée.

Nous indiquerons seulement quelques particularités relatives à la technique de leurs applications.

TECHNIQUE. — Le choix de la source d'électricité qui doit fournir le courant a ici une certaine importance.

Si l'on a affaire, par exemple, à un malade impressionnable et chez lequel les phénomènes sensitifs sont encore assez accentués, il ne sera pas prudent d'utiliser directement le courant d'une station centrale. Ce courant alimentant un grand nombre de lampes, il peut se produire des variations brusques et considérables d'intensité. En outre, les canalisations n'étant pas bien isolées, il peut arriver que le malade, se mettant en communication avec la terre, par un conducteur quelconque, reçoive un courant considérable susceptible d'entraîner des désordres plus ou moins graves.

Il est plus prudent, par conséquent, de demander le courant nécessaire, soit à des piles, soit à des accumulateurs, qui ne présentent pas les mêmes inconvénients.

APPLICATION DU COURANT. — Il est nécessaire d'obtenir que l'intensité partant de 0 augmente lentement, graduellement, jusqu'à la valeur maxima qu'on veut lui laisser atteindre. Ainsi, les phénomènes sensitifs accusés par le malade seront rendus très supportables, parfois inappréciables, et on évitera, du même coup, les secousses désagréables et souvent même nuisibles qui résultent des variations brusques.

Il faut donc arriver à faire croître l'intensité, partie de 0, d'une façon tout à fait lente en la faisant passer par des valeurs très petites, des centièmes, des dixièmes de milliampères avant d'atteindre 1 milliampère.

A cet effet, on doit employer un bon rhéostat. Les rhéostats à liquide sont ceux qui donnent les meilleurs résultats.

Le professeur Bergonié en a fait construire un modèle qui donne toute satisfaction et dont le principe a été conservé pour la construction d'autres modèles, plus simples, mais aussi avantageux.

Nous avons vu utiliser, dans le service d'électrothérapie de M. le professeur Imbert, un rhéostat à liquide qu'a fait construire M. le professeur agrégé H. Bertin-Sans, et qui constitue une très heureuse modification du rhéostat de Bergonié.

Ce petit appareil, d'un maniement très commode, se compose de deux vases communiquants reliés par un tube de caoutchouc muni d'une pince dont la pression peut être réglée.

Dans l'un des vases qui est fixe, plongent quatre lames de charbon, accouplées par deux, et dont l'un des bords décrit un arc de parabole. La pointe des lames de charbon est munie d'un pinceau de soie de verre. Les deux groupes de lames sont fixés sur un disque débonite et isolés ainsi l'un de l'autre.

Le second vase est mobile ; il peut être placé au-dessus ou au-dessous du vase fixe. Il est rempli d'eau.

Quand on veut traiter un malade, on élève le vase mobile, on desserre la pince et l'eau s'écoule lentement dans le vase fixe. Tant que l'eau ne touche pas deux des pinceaux de soie de verre opposés, le courant ne passe pas. Dès que cette communication est établie, le circuit est fermé ; mais la résistance est, à ce moment-là, maxima, car le courant ne passe que par l'intermédiaire de l'eau retenue par capillarité entre les fils du pinceau. Il ne passe qu'une fraction infime de l'intensité que l'on veut obtenir. A mesure que l'eau monte, la section des charbons augmente, le résistance diminue et l'intensité augmente, en vertu de la formule $I = \dfrac{E}{R}$, aussi lentement qu'on le veut, car on peut régler la vitesse d'écoulement de l'eau.

Une fois l'intensité maxima atteinte, on ferme la communication des deux vases.

Lorsqu'on veut supprimer le courant, on fait la manœuvre inverse, on abaisse le vase et on desserre la pince. L'intensité diminue lentement et revient progressivement à 0.

Il est indispensable de mettre dans le circuit un milliampèremètre périodique, si l'on veut mesurer l'intensité d'une façon satisfaisante, et pouvoir se rendre compte, à chaque instant, de ce détail important de l'application du courant.

Quant à la détermination de l'intensité qu'il faut atteindre, il n'est pas possible de donner une règle absolue. Les avis diffèrent d'ailleurs sur ce point de technique. Les uns s'en tiennent à une intensité modérée : 10 à 15 milliampères ; d'autres, notamment Bergonié (1), ont préconisé, dans certains cas, l'emploi d'intensités plus considérables atteignant jusqu'à 50 milliampères.

Quelle que soit l'intensité, il faudra toujours se préoccuper de la *densité du courant*, et choisir en conséquence les électrodes dont on fera usage.

La densité du courant est « le rapport de l'intensité de ce courant à la section du conducteur qu'il traverse (2). »

Dans les applications médicales, la densité du courant est représentée par le nombre de milliampères qui passent par centimètre carré de l'électrode.

La densité du courant est une condition extrêmement importante de l'application.

Pour une même intensité, les effets moteurs, sensitifs et électrolytiques du courant seront très différents, suivant que l'on utilisera une électrode à large surface ou, au contraire, une électrode à surface minime.

Si l'intensité par centimètre carré d'électrode, ou, pour mieux dire, la densité du courant est trop considérable, on s'expose à produire des eschares.

La possibilité de cet accident suffirait, à elle seule, à légitimer l'importance que l'on attribue à ce détail de technique.

Il faudra donc toujours recourir à des électrodes aussi larges que possible. Lorsque l'application d'une électrode large ne sera pas réalisable, il faudra employer une intensité proportionnée à la surface dont on aura pu disposer, et surveiller étroitement l'application.

Il faut ajouter que les électrodes devront être exactement moulées sur les téguments de façon à obtenir un bon contact.

(1) Bergonié, *Traitement électrique palliatif de la névralgie du trijumeau* (*Archives d'électricité médicale*, 1897).

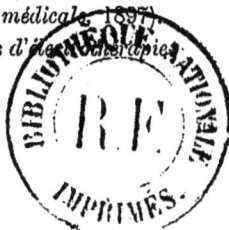

(2) Bordier, *Précis d'électrothérapie*.

2

Si l'on négligeait cette précaution, une partie de l'électrode n'étant pas utilisée, le densité serait considérable sur la partie bien appliquée et on s'exposerait encore à des accidents.

En ce qui concerne *le choix du pôle*, on s'accorde à reconnaître qu'il vaut mieux placer le pôle positif le plus près possible de la lésion ; l'électrode indifférente, reliée au pôle négatif, est généralement placée sur une partie plus centrale du nerf ou sur une région contiguë de la colonne vertébrale, au niveau du renflement cervical ou lombaire.

On laisse généralement passer le courant pendant une dizaine de minutes.

L'électrisation pratiquée dans les conditions que nous venons de préciser a reçu le nom de *galvanisation stabile.*

On peut encore pratiquer la *galvanisation labile.* Dans ce dernier procédé, on déplace sur les régions malades l'électrode reliée au pôle positif. On réalise ainsi une sorte de friction ou de massage électrique.

Enfin, lorsqu'il n'est pas contre-indiqué de provoquer des contractions musculaires, ou bien lorsque l'excitabilité faradique est abolie, ou tellement diminuée qu'on ne peut provoquer des contractions par l'emploi de la faradisation qu'au prix de vives douleurs, on peut utiliser la *galvanisation rythmée.*

On recommande alors de promener le pôle positif sur les points moteurs des muscles atrophiés. Un métronome interrupteur étant placé dans le circuit et produisant environ 60 interruptions par minute, on provoque des contractions musculaires pendant cinq minutes.

A ces divers procédés d'électrisation locale par les courants continus, on ajoute le plus souvent une autre application destinée à « stimuler la circulation et le fonctionnement des centres qui président à la nutrition des parties dégénérées (1). »

(1) Raymond, *Leçons sur les maladies du système nerveux.*

Elle consiste à pratiquer la galvanisation de la moelle, au moyen d'électrodes placées, par exemple, l'une au niveau du renflement cervical, l'autre au niveau du sacrum.

Observation

(PERSONNELLE ET INÉDITE)

(Recueillie dans le service de M. le docteur FINES, à l'hôpital civil de Perpignan)

Névrite sciatique

A... (J.)..., soixante-dix ans.

Antécédents héréditaires. — Le père, mort à soixante ans, était porteur d'un eczéma et sujet à des crises de rhumatisme. La mère est morte de pneumonie à quarante-cinq ans.

Antécédents personnels. — Fièvre typhoïde à quinze ans.

Le malade est sujet aux migraines depuis son jeune âge. Il a souffert pendant longtemps d'une névralgie orbitaire. Il a présenté depuis l'âge de vingt-cinq ans, jusqu'à trente ans, des éruptions localisées à la région thoracique, pour lesquelles il a consulté un médecin. Celui-ci l'a traité comme eczémateux. Enfin, il a souffert à plusieurs reprises de rhumatisme polyarticulaire.

Histoire de la maladie actuelle. — Le 17 mars 1900, le malade prend froid, il reste souffrant pendant quelques jours, se plaignant surtout des articulations, particulièrement de l'articulation de l'épaule ; il fait ainsi une crise de rhumatisme traitée par le salicylate et qui cesse une dizaine de jours après. Cependant le malade qui s'était plaint, à certains moments, d'une douleur dans le membre inférieur droit, constate que, tandis que les douleurs articulaires disparaissaient, il souffrait davantage de sa jambe. La douleur siégeait principalement à la fesse, au creux poplité et aux malléoles. Peu à peu le malade s'aperçut que sa jambe maigrissait.

Vers le 15 avril 1901, le malade se présente à l'hôpital civil de Perpignan où nous l'examinons.

Dans la station debout, il se tient la jambe fléchie ; on constate une scoliose à concavité droite. La marche est pénible, même avec le secours d'une canne. Couché, le malade conserve sa jambe droite en flexion, la cuisse droite étant elle-même fléchie sur le bassin.

La force d'extension et de flexion du pied et de la jambe sont moindres que du côté sain.

Le malade se plaint d'une douleur sourde, à peu près continuelle, dans la région fessière, dans le creux poplité et au niveau des malléoles. Cette douleur est exagérée par la pression.

On constate très nettement le signe de Lasègue.

Hyperesthésie.

Le réflexe rotulien est aboli à droite ; celui du tendon d'Achille est diminué du même côté.

Engourdissements et picotements fréquents dans le membre inférieur droit ; sensation de froid à peu près continuelle.

Les masses musculaires du mollet et de la cuisse sont très diminuées :

Périmètre maximum du mollet droit (malade)............ 28^{cm}
    —   —   gauche (sain)............... 33^{cm}
Périmètre cuisse (au même niveau des deux côtés) : cuisse droite.. 39^{cm}
    —   —   — gauche. 42^{cm}

Traitement et résultats du traitement. — Le malade est traité par la galvanisation. Le courant est fourni par des piles. L'intensité est généralement de 10 milliampères, la durée des séances de dix minutes. Le traitement est appliqué trois fois par semaine.

Sous l'influence de ce traitement, le malade accuse bientôt une amélioration : les douleurs diminuent.

Le 25 avril (après quatre séances), la marche est plus facile.

Le 2 mai (après sept séances), la douleur est à peu près disparue. Le malade marche mieux. Soit lorsqu'il est debout, soit lorsqu'il est couché, il peut étendre le membre inférieur droit tout entier, jambe et cuisse, sans souffrir. Le signe de Lasègue est moins accusé.

Dans la suite, l'amélioration progresse.

Le 25 mai (après vingt-six séances), le malade quitte l'hôpital, se considérant comme guéri. Il marche bien, sans se fatiguer. Il peut se tenir sur le pied droit, ce qui lui était absolument impossible. Il ne souffre plus. On ne retrouve pas le signe de Lasègue. Les mensurations donnent les chiffres suivants :

Périmètre maximum du mollet droit....................... 32^{cm}
    —   —   gauche..................... 33^{cm}
Périmètre maximum de la cuisse (au même niveau que précédemment) :
    —   —   Cuisse droite................ 41^{cm}
    —   —   — gauche................ 42^{cm}

Le malade a été revu, dans la suite, en excellente santé.

CHAPITRE II

Traitement des névrites par la faradisation

Les courants faradiques sont produits par des bobines d'induction dont le type usuel est l'appareil à chariot de Dubois-Raymond, bobines dont le primaire reçoit, de quelques piles ou d'accumulateurs, un courant sur le circuit duquel se trouve un interrupteur.

Ce sont des courants alternatifs dans lesquels l'onde positive n'est pas semblable à l'onde négative, et dans lesquels, en outre, ces deux ondes sont séparées par un certain intervalle.

Ces courants produisent les différentes excitations motrices et sensitives, non pas lentement et progressivement, mais, au contraire, brusquement et par saccades.

TECHNIQUE. — Pour les usages thérapeutiques le choix de la bobine et du trembleur est loin d'être indifférent.

Si l'on veut réduire au minimum les effets sensitifs dans le traitement des névrites, et atténuer le plus possible les phénomènes douloureux que peut provoquer le passage du courant, il faut avoir recours à une bobine de faible résistance dont le fil soit gros et court. C'est la conclusion de Bordier (1), qui a fait une étude comparative des diverses bobines à ce point de vue.

---

(1) Bordier, *Influence de la résistance du fil constituant les bobines induites* (Congrès de l'Association française pour l'avancement des sciences. — Tunis, 1896).

Cette considération doit faire condamner l'usage de tous ces petits appareils qui se trouvent dans le commerce. Ces appareils, construits avec des fils extrêmement fins, sont impropres à provoquer des contractions musculaires autrement qu'au prix de vives douleurs.

Les effets sensitifs dépendent également, dans une certaine mesure, du nombre de vibrations de l'interrupteur.

Mais l'influence de ce facteur est beaucoup plus considérable encore, au point de vue de l'action de la faradisation sur la nutrition du muscle. Cette influence a été mise en lumière par les expériences de Débedat (1).

Cet auteur a appliqué, en effet, des excitations faradiques modérées, rythmées, au moyen d'un métronome interrupteur, à raison de 30 par seconde, aux muscles fémoraux postérieurs d'un seul côté chez le lapin. Il obtenait ainsi la tétanisation du muscle pendant une seconde, et le repos pendant une seconde également.

La faradisation, ainsi appliquée, a produit une hypertrophie du muscle. Cette hypertrophie a été révélée par la pesée comparative des masses musculaires du côté électrisé et du côté non électrisé, et par l'examen histologique.

Dans une seconde série d'expériences, le même auteur a appliqué un courant faradique de même intensité, non rythmé, produisant une tétanisation plus longue sur le même groupe de muscles, et d'un seul côté, chez d'autres animaux.

Il a constaté, dans ces conditions, une atrophie des masses musculaires électrisées, atrophie également révélée par la pesée et par l'examen histologique.

Il nous a paru qu'il était utile de rappeler ces expériences à

---

(1) Débedat, *Influence des différentes formes de l'électricité, d'usage courant en électrothérapie, sur la nutrition du muscle* (*Archives d'électricité médicale*, 1894).

propos du traitement électrique des névrites, car la faradisation est le plus souvent utilisée dans la thérapeutique de
cette affection, pour obtenir la restauration des muscles dont
la trophicité a été profondément atteinte par la maladie.

Ces particularités peuvent, en effet, expliquer les insuccès
que l'on a enregistrés dans bien des cas.

CHAPITRE III

___

Franklinisation

La franklinisation est l'application de l'électricité statique.
C'est la première forme de l'énergie électrique qui ait été utilisée en thérapeutique. Tour à tour très employée ou quelque peu délaissée (1), elle a fini par conserver une place extrêmement importante dans la pratique électrothérapique.

TECHNIQUE. — Cette méthode d'électrisation a, en effet, le grand avantage de se prêter à plusieurs modes d'application distincts, auxquels on peut demander des effets différents.

Ce sont : l'étincelle, la friction, l'aigrette, le souffle, la douche et le bain statique (2).

Les machines auxquelles on a recours pour la production de l'électricité statique sont des machines à influence. Les modèles les plus connus sont ceux de Wimshurst, Voss et Bonetti.

Il faut employer une machine à grand débit.

Nous ne saurions entrer ici dans la description de ces machines ni des différents procédés d'électrisation que nous

___

(1) Duchenne de Boulogne, qui préconisait énergiquement l'emploi de la faradisation dans les paralysies périphériques et les névrites, disait de l'électricité statique « que sa vertu thérapeutique était aussi peu appréciable que son action physiologique. »

(2) Pour la technique particulière à chacun de ces modes d'application, nous renvoyons aux traités spéciaux où ils sont longuement décrits.

avons énumérés ; nous nous bornerons à attirer l'attention sur certaines particularités que présente la forme du courant, suivant la technique employée.

La forme du courant varie, en effet, suivant les conditions dans lesquelles s'effectue la décharge.

Si celle-ci se produit par étincelle, la forme du courant est celle d'un courant instantané. L'étincelle, en effet, n'éclate que lorsque la distance qui sépare les deux conducteurs, entre lesquels elle jaillit, est assez faible, ou lorsque la différence de potentiel de ces deux conducteurs est assez grande pour que la résistance de l'air interposé puisse être vaincue. Après la décharge, les deux conducteurs sont au potentiel 0 Comme le temps de la décharge est infiniment court (de 20 à 50 millionièmes de seconde), on a donc affaire à un courant instantané.

Lorsque la décharge s'effectue par aigrette ou par souffle, la décharge de la machine statique n'a plus ce caractère brusque ; elle se fait, au contraire, d'une façon continue.

Ces considérations permettent donc de concevoir que, dans le traitement des névrites, on puisse utiliser certains procédés d'électrisation statique, alors que d'autres sont contre-indiqués.

S'il est nécessaire, en effet, d'éviter une excitation brusque, les étincelles ne conviendront pas ; mais le souffle, ne présentant pas les mêmes inconvénients, pourra parfaitement être utilisé.

Il existe, d'ailleurs, au point de vue des réactions qu'ils provoquent, des différences considérables entre ces deux procédés : l'étincelle statique provoque une contraction musculaire énergique et qui s'accompagne d'une certaine douleur ; le souffle statique ne provoque pas de contraction musculaire ; et non seulement il ne produit pas de douleur, mais il possède une action sédative puissante.

On se sert, pour tirer des étincelles, d'excitateurs terminés par une boule. Pour le souffle on utilise des excitateurs terminés par des pointes dont l'angle doit, d'après Bordier, atteindre 90° ou s'en rapprocher.

Indépendamment de ces deux procédés, le bain et la douche statiques peuvent être employés avec avantage, dans le traitement des malades chez lesquels la névrite a exercé un retentissement fâcheux sur l'état général. On s'en trouvera bien, la plupart du temps, contre l'insomnie.

Courants de Morton. — A l'étude de la franklinisation se rattache celle des courants de Morton, qui ont été également utilisés quelquefois dans le traitement des névrites. On les appelle encore courants statiques induits.

Pour produire ces courants, on adapte à la machine statique deux bouteilles de Leyde dont les armatures externes sont en communication l'une avec le sol, l'autre avec un excitateur. On place le malade, sans l'isoler, près des conducteurs de la machine, et on rapproche les boules de la machine de façon que les étincelles puissent jaillir entre elles.

L'excitateur étant alors appliqué sur le malade, le circuit est parcouru par un courant oscillant caractérisé par un très grand nombre de périodes par seconde, et le malade se trouve soumis à ces oscillations.

Ces courants se rapprochent des courants de haute fréquence dont nous parlerons dans la suite de ce travail ; mais ils s'en distinguent, comme le fait remarquer Bordier, en ce qu'ils peuvent provoquer des contractions musculaires énergiques.

Ils sont d'une application assez récente, car Morton a fait connaître sa technique en 1881.

Leduc (de Nantes), Han et Bordier les ont tout particulièrement étudiés.

En ce qui concerne l'utilisation de ces courants dans le traitement des névrites, Morton déclare, dans un mémoire paru (1) en avril 1899, qu'il préfère ce procédé d'électrisation à la galvanisation et à la faradisation. Il rapporte, à ce sujet, 80 cas dans lesquels cette forme de traitement électrique a été seule appliquée, toute autre médication étant rigoureusement proscrite.

Il est intéressant de noter que l'auteur, qui avait pendant longtemps employé les étincelles, les a complètement abandonnées pour adopter une méthode absolument indolore, et qui consiste à relier simplement le malade à l'un des conducteurs de la machine.

Il est également intéressant de rapporter parmi les conclusions de l'auteur, les suivantes :

Les douleurs des névrites sont immédiatement soulagées.

L'impossibilité des mouvements disparaît toujours, à moins qu'il n'y ait des adhérences du cartilage articulaire.

Plus le cas est aigu, plus le traitement électrique est urgent et plus la guérison est rapide.

Les courants à haut potentiel employés par l'auteur produisent un effet sédatif sur les tissus, les muscles, les nerfs et les tissus contractiles, ils provoquent une vasodilatation remarquable et constituent le traitement le plus efficace des névrites.

Le docteur Francis B. Bishop (1) a également obtenu la guérison de névrites par ces courants de haute tension.

---

(1) William J. Morton, *Traitement des névrites et des névralgies du sciatique et du plexus brachial par les courants statiques* (*Med. Record,* 15 avril 1899).

(1) Docteur Francis B. Bishop, Wasington DC., *Courants de haute tension dans les traitements des névrites* (Congrès de l'*American Electrotherapeutic Association,* tenu à Buffalo, 1899).

CHAPITRE IV

Courants alternatifs de basse fréquence

L'application de ces courants au traitement des névrites est de date récente.

Régnier (de Paris) a communiqué au Congrès international de médecine de Moscou, 1897 (1), les résultats que lui avait fournis, dans la thérapeutique de ces affections, l'emploi de courants alternatifs à quatre-vingt-douze périodes qu'il avait à sa disposition dans son laboratoire.

Plus tard, au Congrès de Boulogne, il a complété son étude en publiant de nouvelles observations (2).

TECHNIQUE. — La technique employée par Régnier était la suivante :

« Le courant fourni par la station centrale de la rive gauche, au potentiel de 110 volts, arrive, dans le laboratoire, à un tableau sur lequel sont disposés les rhéostats qui permettent de le graduer ; l'intensité maxima est de 10 ampères. Pour l'application des courants alternatifs directs, le courant

---

(1) Docteur L. Régnier, *Traitement des névrites périphériques par les courants alternatifs* (Communication au Congrès international de Moscou, 1897, section de thérapeutique, sous-section d'électrothérapie, in *Archives d'électricité médicale*, 1897).

(2) Docteur L. Régnier, *Traitement des névrites périphériques d'origine traumatique, par les courants alternatifs à basse fréquence* (Communication à la section d'électricité médicale du Congrès de Boulogne, 1899).

passe dans le tableau à travers deux bobines qui ont les dimensions adoptées par le Congrès des électriciens de 1881. La
force électromotrice est exprimée par un rhéostat gradué en
volts. »

La force électromotrice du courant appliqué au malade
varie de 8 à 15 volts.

Le malade est placé dans le circuit au moyen d'une grande
plaque et d'un rouleau. La grande plaque, qui constitue l'élec·
trode indifférente, présente une surface de 150 centimètres
carrés, elle est placée sur le dos du malade. Le rouleau, qui
constitue l'électrode active, mesure 5 centimètres de long, et
3 centimètres de diamètre. On le promène successivement
sur le trajet des nerfs moteurs, et sur les muscles, pendant
deux minutes sur chaque point.

OBSERVATIONS. — Régnier, dans les deux communications
que nous avons citées plus haut, a publié neuf observations
de névrites d'origine toxique (1) et trois observations de névrites traumatiques (2).

Nous reproduisons l'histoire de deux de ses malades, afin
de permettre l'appréciation des résultats obtenus par cet
auteur.

Observation I

(Communiquée par M. le docteur L. RÉGNIER, au Congrès international
de médecine de Moscou (3).

Névrite saturnine

B..., cinquante ans, peintre en bâtiments, a eu deux fois des coliques de plomb. Première attaque de paralysie saturnine, il y a

---

(1) Il s'agissait de névrites saturnines survenues chez des sujets qui exerçaient
la profession de peintres en bâtiment, et d'une névrite d'origine alcoolique.

(2) L'une de ces observations est relative à une malade chez laquelle, à la
suite d'une plaie, s'était développé un névrome du nerf médian. Les deux autres
se rapportent à des fractures.

(1) Section de thérapeutique, sous-section d'électrothérapie.

deux ans, traitée par le courant faradique. A guéri au bout de trois mois. L'attaque présente a commencée au mois de mars 1897. Elle porte sur les muscles extenseurs des deux avant-bras, mais est plus prononcée à droite.

Electrodiagnostic. — Diminution très prononcée de l'excitabilité faradique et galvanique du nerf à droite. Augmentation de l'excitabilité galvanique des muscles : An Fe S = Ca Fe S. La contraction musculaire est traînante. A gauche, diminution prononcée de l'excitabilité faradique du nerf ; l'excitabilité galvanique est normale. Pour les muscles, diminution de l'excitabilité faradique ; l'excitabilité galvanique n'est pas modifiée.

Le traitement est commencé le 8 avril.

Application du courant alternatif sur le nerf et sur les muscles. Force électromotrice 8 volts. Durée, deux minutes. Séances, trois fois par semaine.

Le 1er mai. — La diminution de l'excitabilité faradique et galvanique est moins prononcée à droite.

L'excitabilité galvanique des muscles se rapproche de la normale à droite.

A gauche, l'excitabilité faradique est également moins diminuée.

La contraction musculaire des deux côtés est moins paresseuse.

Le traitement est continué.

Le 16. — L'excitabilité est redevenue normale, à gauche. A droite, il y a encore un peu de diminution de l'excitabilité faradique du nerf, l'excitabilité galvanique est normale.

Le 30. — Le malade quitte l'hôpital complètement guéri.

Observation II

(Communiquée par le docteur L. Régnier, à la section d'électricité médicale du Congrès de Boulogne.)

Fracture de l'humérus non consolidée. — Névrite du nerf cubital.
Atrophie musculaire considérable. — Suture osseuse. — Guérison.

Mlle X..., dix-neuf ans, victime, le 18 janvier 1899, d'un accident dans un ascenseur : au moment où elle allait en sortir, l'appareil s'est, par suite d'une fausse manœuvre, remis en mouvement, et la jeune fille a eu la jambe et le bras serrés entre les montants de la porte de la cabine de l'ascenseur et la cage de celui-ci. Quand on l'a retirée, elle ne pouvait ni marcher, ni faire de mouvements avec son bras gauche qui, en quelques heures gonfla considérablement ; la malade n'a pu me dire s'il y avait eu des ecchymoses.

Entrée à la Charité le 19 janvier, dans le service de M. le docteur Campenon, on constate une fracture au tiers inférieur du péroné et une fracture de l'humérus. Un appareil plâtré fut appliqué à la jambe et un autre au bras. Ces appareils furent gardés pendant trente-cinq jours. A ce moment la jambe avait repris sa solidité, et la malade put marcher d'abord en s'aidant d'une canne, puis, bientôt, après quelques massages, librement. Mais le bras est resté douloureux, un peu augmenté de volume et incapable de mouvements. Il n'est pas encore consolidé. On le met de nouveau dans un appareil plâtré pendant un mois. L'appareil enlevé, on constate que la malade a une atrophie musculaire qui atteint légèrement le deltoïde, le brachial antérieur, le coraco-brachial, le biceps, et frappe principalement les muscles de l'avant-bras, du territoire du nerf cubital : cubital antérieur, fléchisseur profond, long supinateur ; à la main, les muscles de l'éminence hypothénar, court adducteur et court fléchisseur de l'auriculaire sont très atrophiés, ainsi que le palmaire cutané.

Les interosseux dorsaux et les muscles lombricaux sont un peu moins touchés.

L'examen des réactions des nerfs et des muscles est pratiqué, il montre une légère diminution de la réaction faradique et galvanique du plexus brachial excité au point d'Erb, près de l'articulation sterno-claviculaire ; une légère diminution de l'excitabilité faradique et galvanique des muscles deltoïde, biceps, coraco-brachial et brachial antérieur ; le triceps réagit bien.

Le nerf cubital excité au coude et à l'avant-bras réagit faiblement au courant faradique et au courant galvanique ; les muscles de l'avant-bras et de la main, cités plus haut, répondent peu à l'excitation faradique ; l'excitabilité galvanique est légèrement augmentée. Il y a donc réaction de dégénérescence.

La question se pose de savoir si cette réaction est due à la compression du nerf par un cal vicieux, ou à une autre cause.

Le bras est radiographié.

La radiographie montre qu'il existe une pseudarthrose de l'humérus. On y voit que, comme dans les fractures du col chirurgical, le fragment supérieur a été entraîné par l'action des muscles, le fragment inférieur a basculé en dedans ; la coaptation n'a pas été réalisée, et il n'y a aucune trace d'ossification entre les deux parties de la diaphyse. Du reste, pour sortir de la cage de l'ascenseur, la blessée a été soumise à diverses manœuvres exécutées par des gens de bonne volonté, mais non compétents chirurgicalement parlant. Les mauvaises positions des os ont donc pu être augmentées.

La tuméfaction des membres lors de l'entrée de la malade à l'hôpital, l'introduction possible de quelques faisceaux musculaires entre les fragments expliquent, avec l'état général anémique de la malade, la genèse de cette pseudarthrose. La position des fragments indique la possibilité d'une compression du nerf, soit par l'un des fragments osseux, soit des brides fibreuses et la névrite consécutive au traumatisme.

La malade est opérée le 13 avril par la méthode de M. le docteur Berger. Les fragments osseux sont avivés, rapprochés et réunis par des sutures au fil d'argent. Le nerf cubital, emprisonné, en effet, par du tissu fibreux, est dégagé, et le bras de nouveau placé dans un appareil plâtré. L'examen radioscopique pratiqué après l'opération montre que la diaphyse humérale est bien coaptée. Il reste cependant une légère coudure de l'os.

Pendant cette nouvelle immobilisation pour lutter contre l'atrophie musculaire et la névrite, j'électrise le membre supérieur avec le courant voltaïque stabile, l'électrode positive de 150 centimètres carrés étant fixée sur le dos, la négative dans la main de la malade. L'intensité donnée est de 10 ma.., la durée de chaque séance quotidienne de vingt minutes.

L'appareil est enlevé au bout de trente jours ; à ce moment, il n'y a plus de mobilité anormale, bien que l'atrophie musculaire soit moins prononcée ; la gêne des mouvements est encore grande ; la malade ne peut se servir de sa main.

L'examen électrodiagnostique donne les renseignements suivants : l'excitabilité faradique et galvanique des muscles deltoïde, biceps, coraco-brachial et brachial antérieur est encore diminuée, mais moins qu'avant l'opération.

Le nerf cubital, excité au coude et à l'avant-bras, réagit mieux à l'excitation faradique et galvanique ; les muscles de l'avant-bras et de la main répondent mieux aux deux excitations, mais la réaction de dégénérescence existe encore pour ceux de la main.

Le 13 mai, le traitement avec le courant alternatif est commencé : large électrode indifférente sur le dos, tampon de 3 centimètres de diamètre sur les points moteurs des nerfs et des muscles, chacun étant électrisé pendant trois minutes. Séance tous les matins, et massage le soir.

Le 1er juin, la malade commence à se servir de sa main et peut prendre avec les doigts des objets un peu volumineux, mais pas lourds. Il n'y a plus de réaction de dégénérescence.

Le 16 juin, les mouvements des doigts sont beaucoup meilleurs ; la malade commence à s'en servir pour coudre. Massages et électrisations continués.

Le 6 juillet, l'amélioration a fait des progrès rapides : la force est revenue dans le bras et la main, l'éminence hypothénar a repris son apparence presque normale. Les massages sont cessés.

Le 10 juillet, la malade quitte l'hôpital pour aller passer quelque temps au bord de la mer, dans sa famille, aux environs de Brest.

La radiographie, prise quelques jours avant son départ, montre un cal bien formé, solide, et la guérison peut, désormais, être considérée comme définitive.

L'état des mouvements est également bon, la malade a encore un peu d'atrophie de la partie postérieure du deltoïde, et les petits mouvements des doigts ne sont pas encore tout à fait normaux.

CONCLUSIONS. — Régnier conclut des faits qu'il a observés :

« 1° Que le courant alternatif provenant d'une station centrale d'électricité est bien supporté par les malades, à la condition que l'opérateur dispose de bons rhéostats. On a donc peut-être un peu exagéré les dangers de l'emploi de ces courants.

» 2° L'effet des courants alternatifs sur les nerfs sensitifs est certainement moins prononcé que celui des courants faradiques avec lesquels il serait, je crois, impossible d'employer une force électromotrice de 10 à 12 volts. »

D'après lui, l'effet mécanique obtenu serait moins brutal avec les courants alternatifs qu'avec les courants faradiques.

Sous l'influence de ce mode d'électrisation la peau rougit, comme après l'emploi du pinceau faradique. Ce phénomène ne s'accompagne d'aucune douleur et ne persiste que dix à quinze minutes.

Les observations publiées par cet auteur établissent donc que les courants alternatifs, dans les conditions d'utilisation décrites précédemment, peuvent rendre de réels services dans le traitement des névrites.

CHAPITRE V

Courants de haute fréquence et de haute tension

Ces courants ont été introduits dans la pratique électrothé-rapique par d'Arsonval. Ils ont été d'abord appliqués au trai-tement des maladies de la nutrition; mais, dans le cours de ces dernières années, quelques publications sont venues démontrer qu'on pouvait les utiliser avec succès contre certaines affections du système neuro-musculaire et notamment contre les névrites.

Technique. — La technique du traitement par les courants de haute fréquence a une très grande importance.

Ces courants sont, en effet, utilisés pour les usages thérapeu-tiques sous quatre modalités différentes :

1° L'autoconduction ;
2° L'application par condensation ;
3° Les applications directes ou par dérivation ;
4° Les applications locales.

Nous ne saurions entrer ici dans la description de chacun de ces procédés d'électrisation. Il nous a paru nécessaire cependant de les énumérer, afin de bien établir que les résultats que nous allons rapporter, dans la suite de ce chapitre, ont été obtenus avec les deux derniers procédés. En ce qui concerne les appli-cations par autoconduction et par condensation, elles parais-sent, au contraire, avoir été rejetées complètement du traite-ment des névrites. C'est du moins ce qui ressort des publica-tions que nous avons pu parcourir.

A une époque où les courants de haute fréquence avaient été

à peu près exclusivement employés sous forme d'autoconduction et aussi par condensation, les auteurs qui rendaient compte de leurs propriétés thérapeutiques déclaraient, en effet, que ces courants ne devaient pas être utilisés contre les névrites.

Apostoli et Berlioz, dans un rapport au Congrès international de Moscou, en 1897, s'exprimaient ainsi : « *Les névrites*, ainsi que toutes les affections fébriles où l'élément douloureux est prépondérant (comme le rhumatisme aigu, l'accès de goutte, etc...), ne sont l'objet d'aucun soulagement immédiat sous l'influence des hautes fréquences, et on assiste même parfois à une aggravation des troubles symptomatiques antérieurs (1). » Ces auteurs avaient soin de faire remarquer que leurs conclusions se rapportaient à l'expérience du *lit condensateur et de la cage*. Ils désignaient ainsi précisément les applications par condensation et l'autoconduction.

Dans la suite, les applications locales et les applications directes ou par dérivation permirent d'obtenir, dans le traitement des névrites, d'excellents résultats. Nous allons décrire ces deux méthodes d'électrisation :

1° APPLICATIONS DIRECTES OU PAR DÉRIVATION. — Les appareils utilisés pour la production des courants de haute fréquence sont munis de condensateurs qui fournissent, en raison de lois physiques dans le détail desquelles nous ne saurions entrer ici, des décharges oscillantes. Les armatures externes des condensateurs sont réunies par un petit solénoïde en fil de cuivre dans lequel circulent, pendant que les condensateurs se déchargent, des courants de haute fréquence.

Les applications directes consistent précisément à relier le sujet que l'on veut traiter à deux points de ce solénoïde. Suivant que le nombre de spires comprises entre ces deux points est plus ou moins grand, l'intensité du courant qui traverse le malade est elle-même plus grande.

On peut ainsi, au moyen d'électrodes de formes diverses (plaques d'étain, manettes métalliques, etc...), faire passer le courant de haute fréquence dans telle région du corps que l'on veut soumettre à son influence. On peut, par exemple, pour électriser le bras, placer une plaque à la nuque et une manette métallique dans la main, chacune étant reliée à l'une des extrémités du solénoïde.

Pour électriser les membres inférieurs, on pourra placer à la région lombaire une électrode réunie à une extrémité du solénoïde, et, à chaque mollet, une plaque reliée à l'autre extrémité.

Les plaques pourront être recouvertes de ouate ou de flanelle mouillées, ou bien être mises en contact immédiat avec les téguments. Elles doivent toujours être exactement appliquées, moulées, pour ainsi dire, sur la région, de façon à établir un excellent contact. En outre, il sera bon de leur donner des dimensions assez grandes, de manière à éviter leur échauffement. Il est bon, en effet, d'être prévenu qu'un mauvais contact ou une trop grande densité du courant peuvent provoquer de légères brûlures, comme l'ont signalé les auteurs qui se sont occupés de cette question.

L'intensité que l'on doit employer n'est pas déterminée ; elle peut varier de 200 à 700 milliampères. Elle est mesurée au moyen d'un milliampèremètre spécial : le milliampèremètre universel de d'Arsonval.

La sensation éprouvée par le malade est d'ailleurs en général à peu près nulle. Il ressent quelquefois une légère chaleur au voisinage des électrodes.

2° APPLICATIONS LOCALES. — Les applications locales, également employées dans le traitement des névrites, ont été réalisées au moyen du résonateur Oudin.

Cet appareil est un solénoïde susceptible de s'accorder

avec celui dont se trouve muni l'appareil producteur du courant de haute fréquence. Il sert à élever encore la tension du courant.

Quand l'accord est établi, en effet, le résonateur fournit lui-même un très bel effluve que l'on utilise localement. Il suffit donc de relier à un résonateur un excitateur approprié : un balai de fils métalliques, par exemple, pour pouvoir, en promenant cet excitateur au-devant des téguments, soumettre la région à traiter à l'effluve ou à l'étincelle de résonance.

OBSERVATIONS. — Au moyen de ces deux modes d'application, Oudin, Sudnik (de Buenos-Ayres), Denoyés et Lagriffoul, etc..., ont obtenu la guérison de névrites parfaitement caractérisées,

Nous reproduisons l'intéressante observation publiée par Oudin et relative à un cas de névrite traumatique traitée par l'effluve de haute fréquence.

Observation I

(Publiée par le docteur Oudin, dans les *Annales d'électrobiologie*, janvier-février 1898).

Névrite traumatique

Augustine X..., trente ans, femme de chambre, se présente, le 2 septembre 1892, à ma consultation. En mai 1891, elle reçut un coup très violent sur le bord cubital de la main droite : douleur extrêmement violente ; syncope. Il n'y avait pourtant qu'une contusion sans plaie. Les jours suivants, gonflement, ecchymose, élancements très douloureux. De suite après l'accident, on constate, au niveau du traumatisme, une plaque d'anesthésie du diamètre d'une pièce de cinq francs. Les élancements prennent ensuite la forme de douleurs fulgurantes remontant jusqu'au bras.

Pendant les mois qui suivirent, l'anesthésie s'étendit peu à peu et gagna les quatrième et cinquième doigts, le bord interne de la main et du poignet. Les douleurs avaient disparu et la malade ne prêtait pas d'attention à ses troubles de sensibilité. En avril 1892, c'est-à-dire près d'un an après l'accident, elle s'aperçut que, quand elle avait froid, la partie insensible prenait une coloration violacée, qui, ensuite, persista même quand la main était chaude. D'abord, ce n'étaient que de légères marbrures ; puis, peu à peu, la peau s'amincit, se plissa, devint d'un rouge vif, et, pour la moindre cause, se fendillait, s'ulcérait, se couvrait de croûtes. Les douleurs du début reparaissaient de plus en plus violentes, en même temps que l'anesthésie gagnait la face interne des quatrième et cinquième doigts, et même du troisième, et remontait jusqu'au coude. En juillet, elle s'aperçut que sa main se déformait, s'amaigrissait peu à peu.

Elle alla alors à la Salpêtrière où on lui donna des bains d'électricité statique, puis à Baujon où on fait depuis six semaines une séance quotidienne de faradisation, tout cela sans amélioration.

Quand je vois la malade, le bord cubital de la main présente une large plaque violacée couverte d'érosions, de croûtes ou de vésicules, débordant de 3 centimètres environ sur la face palmaire, et d'un centimètre sur la face dorsale. Ce qu'on voit du derme est aminci, plissé, brillant comme une cicatrice récente.

Atrophie musculaire portant sur les muscles du troisième et du quatrième espace interosseux, de l'éminence hypothénar, et sur le court adducteur du pouce.

Anésthésie complète dans toute la zone du cubital : quatrième et cinquième doigts, bord interne du troisième, bord cubital : de la main et de l'avant-bras ; dans toute cette région, troubles vaso-moteurs ; si on y trace une ligne avec l'ongle, elle se marque tout de suite en rouge vif ; la peau en est tantôt sèche, tantôt couverte de sueur.

Je commence de suite le traitement par les courants de haute fréquence : une séance de quinze minutes tous les deux jours ; la partie malade est criblée de petites étincelles, que la malade ne sent pas le premier jour. Dans la soirée et dans la nuit, elle a ressenti des douleurs vagues dans la région anesthésiée, douleurs toutes différentes, dit-elle, de celles qui apparaissent spontanément.

Dès la deuxième séance, elle dit commencer à sentir les étincelles, et de suite elle a des fourmillements dans le quatrième et le cinquième doigts.

Troisième séance le 6 septembre. L'état de la peau est sensiblement meilleur, elle est moins rouge, moins livide, d'une teinte générale plus rosée.

Le 8 septembre, la sensibilité est revenue sur tous les points précédemment anesthésiés. Il y a même de l'hyperesthésie de la plaque de dermite.

Le 12 septembre, la malade dit sentir, tous les jours, sa main droite plus forte, moins maladroite. La sensibilité est normale.

Le 18 septembre, les muscles atrophiés se régénèrent rapidement. La peau a presque retrouvé son aspect normal ; elle reste seulement un peu plus lisse qu'au voisinage, mais il n'y a plus d'excoriations, de croûtes ni de vésicules. Depuis cinq ou six jours, il n'y a plus eu la moindre douleur spontanée dans le coude et l'épaule. Bien que nous l'engagions à continuer encore son traitement pendant quelques jours, elle part en voyage.

Je l'ai revue un an après, tout à fait guérie.

Observation II

(PERSONNELLE ET INÉDITE)

(Recueillie dans la pratique de M. le professeur GRASSET
et dans le service d'électrothérapie de Montpellier.)

Névrite saturnine

X... G..., vingt et un an, peintre en bâtiments.

Antécédents héréditaires. — Rien à signaler, parents bien portants.

Antécédents personnels. — Pas de maladie antérieure à celle-ci. Pas de syphilis. Pas de blennorragie. Pas de paludisme.

Histoire de la maladie actuelle. — Le malade a eu des coliques de plomb au mois de février 1900, pour la première fois. Il en a souffert pendant huit jours environ. Au mois d'avril, nouvelle crise de coliques de plomb qui ont persisté également durant une huitaine de jours. Il a commencé à s'apercevoir en juillet 1900 des troubles qu'il présente actuellement : il a constaté qu'il n'avait plus de force dans la main droite, ni dans les doigts. Quinze jours après, la main gauche a été prise, à son tour. Le malade présentait, à ce moment-là, de l'hyperesthésie de la face dorsale des mains et de la face postérieure des avant-bras. Il quitta le travail fin juillet, et, depuis lors, l'atrophie et la paralysie ont augmenté progressivement.

Le malade, avant d'être soumis à un traitement électrique, a été traité par l'iodure de potassium, pendant une dizaine de jours, et par les bains sulfureux, qu'il a continués jusqu'au 15 septembre 1900.

Dans la suite, le malade consulte M. le professeur Grasset, qui l'adresse au service d'électrothérapie de l'hôpital Suburbain de Montpellier.

ÉTAT DU MALADE. — 24 septembre 1900 (date de son entrée dans le service d'électrothérapie) :

Motilité. — Les troubles paralytiques sont très accentués. Le malade ne peut saisir ni soulever aucun objet. Si on lui place un objet quelque peu pesant dans la main et s'il essaie de le soulever, sa main se fléchit brusquement sur l'avant-bras. Il lui est impossible de prendre la plume pour écrire. Il a beaucoup de difficulté pour s'habiller et se déshabiller, notamment pour se boutonner et se déboutonner.

Les extenseurs sont profondément atteints.

Sensibilité. — Pas d'anesthésie. Douleur sourde très supportable.

Réflexes diminués.

Trophicité. — L'atrophie musculaire est assez accentuée.

Le malade déclare que ses avant-bras ont beaucoup diminué de volume. Les mensurations donnent les chiffres suivants :

Périmètre maximum : avant-bras droit...................... 22^{cm}

—   —   gauche.......... .... 21^{cm}

On constate, à droite et à gauche, l'existence de la tumeur dorsale du poignet décrite par Gubler. Elle est beaucoup plus apparente à gauche qu'à droite.

Force musculaire. — Le malade ne peut pas serrer le dynamomètre.

EXAMEN ÉLECTRIQUE. — Muscles examinés : Extenseur commun des doigts, fléchisseur commun des doigts, long abducteur du pouce, court extenseur du pouce.

Modifications quantitatives. — On constate une diminution considérable de l'excitabilité faradique pour l'extenseur commun des doigts. Dans la position extrême où l'on peut placer la bobine, de façon que le malade supporte l'exploration, on ne détermine aucune contraction de l'extenseur, soit à droite, soit à gauche. Le courant diffuse dans les fléchisseurs et on obtient une flexion énergique. La douleur provoquée par le passage du courant empêche de pousser plus loin l'exploration. Il en est de même pour le court extenseur du pouce gauche, dont on n'obtient pas la contraction. L'excitabilité faradique paraît normale pour le court extenseur du pouce droit, pour le fléchisseur commun des doigts de chaque côté et pour le long abducteur du pouce droit. Elle est légèrement diminuée pour le long abducteur du pouce gauche.

L'excitabilité galvanique est plus grande à gauche qu'à droite pour l'extenseur commun des doigts, sensiblement égale à droite et à gauche pour les autres muscles examinés.

Modifications qualitatives. — On ne constate l'inversion pour aucun des muscles examinés; par contre, on observe la lenteur des secousses pour l'extenseur commun des doigts et le court extenseur du pouce à droite et à gauche.

Appareil digestif. — Liseré saturnin très apparent.

TRAITEMENT ET RÉSULTATS DU TRAITEMENT. — A dater du 24 septembre 1900, le malade est soumis à des applications directes des courants de haute fréquence. Une plaque d'étain, reliée à l'une des extrémités du solénoïde de l'appareil producteur, est placée à la nuque du malade; deux manettes reliées à l'autre extrémité du solénoïde par un fil bifurqué sont placées chacune dans une des mains. L'intensité varie de 400 à 500 milliampères; les séances durent dix minutes et sont renouvelées trois fois par semaine.

Sous l'influence de ce traitement, l'amélioration se produit rapidement et s'accentue petit à petit.

Le 12 octobre (après huit séances de haute fréquence), les mouvements des doigts sont plus faciles, l'extension commence à reparaître. Le malade peut saisir un objet sur la table et le soulever. La tumeur dorsale du poignet a disparu à droite; elle est diminuée à gauche.

Dans la suite, l'amélioration progresse. Le malade suit irrégulièrement son traitement.

Le 24 janvier (après vingt-cinq séances de traitement), son état est très considérablement modifié.

Il peut étendre les doigts des deux mains; il arrive à écrire sans trop de difficulté. Indications du dynamomètre: côté droit, 10; côté gauche 7. Il s'habille et se déshabille facilement et a commencé à s'occuper à de petits travaux.

La tumeur dorsale du poignet a disparu des deux côtés.

Les masses musculaires ont augmenté, comme en témoignent les mensurations suivantes:

Périmètre maximum: avant-bras droit................. ...... 25^{cm}

    —   —   gauche.................... 24^{cm}

Le malade a été revu cinq mois après; il avait repris son métier; mais les forces n'étaient pas encore complètement revenues.

Nombre total d'applications directes de haute fréquence : 25.

CHAPITRE VI

Alternatives voltiennes

C'est le professeur Truchot (1) (de Clermont-Ferrand) qui a introduit ce mode d'application des courants continus dans la thérapeutique neuro-musculaire.

Principe de la méthode et technique. — On sait qu'un muscle peut être inexcitable par les courants faradiques, et se contracter encore sous l'influence des courants galvaniques, la première secousse apparaissant à la fermature, au pôle négatif, s'il n'y a pas dégénérescence, ou au pôle positif s'il y a inversion.

Il y a donc intérêt, dans certains cas, à utiliser, pour la restauration des muscles, les secousses provoquées par les ondes de fermeture des courants continus. Mais il a été constaté expérimentalement par Débedat, que les secousses ainsi produites ne provoquent pas l'hypertrophie du muscle aussi facilement que les secousses produites par les courants faradiques rythmés, toutes choses égales d'ailleurs.

Truchot déclare que cette différence peut « être attribuée non pas seulement à la nature des courants, mais encore et

(1) Truchot, *Un commutateur inverseur rapide* (*Archives d'électricité médicale*, 1898).

Des alternatives voltiennes dans le traitement des atrophies musculaires. (Communication au Congrès de Boulogne-sur-Mer de l'A. F. S., sous-section d'électricité médicale).

peut-être surtout à leur forme, c'est-à-dire à la façon dont on les met en œuvre. »

Il expose, en effet, que les courants faradiques produisent, pour chaque oscillation du métronome, de 10 à 12 excitations se succédant à 1/30 ou 1/40 de seconde ; dans ces conditions, le muscle, au lieu de réagir par une simple secousse, répond par une véritable contraction. Le courant galvanique, au contraire, ne donne qu'une seule excitation pour chaque interruption et le muscle ne répond que par une simple secousse.

En vertu de ces considérations, il y avait donc lieu de chercher à produire, avec les courants continus, de 20 à 40 fermetures par seconde, de manière à réaliser une contraction tétanique, comparable à celles que provoquent les courants faradiques.

D'autre part, comme on utilise pour la production de ces contractions musculaires, des électrodes à faible surface, et une intensité assez élevée (de 5 à 10 milliampères, par exemple), la densité du courant devenant très grande, il fallait éviter de produire des eschares dues aux phénomènes d'électrolyse.

Aussi Truchot a-t-il été conduit à employer non pas un interrupteur, mais un inverseur ; car, « en renversant fréquemment le courant, on atténue, si on ne les supprime, les phénomènes d'électrolyse et l'eschare n'est plus à craindre. »

Ces renversements successifs du courant, qui ne sont autre chose que les *alternatives voltiennes*, ont, en outre, l'avantage de provoquer des secousses aussi fortes que celles que produirait un courant d'intensité double, et, par conséquent, de permettre l'emploi d'une plus faible intensité.

Enfin, que le muscle présente ou non la réaction de dégénérescence, il se contractera, car il « sera sollicité successivement par des excitations positives et négatives. »

Voici la description du petit appareil utilisé par Truchot :

« Sur l'axe d'un petit moteur électrique de très faible puissance, (à dix tours par seconde, il consomme 2 ampères sous
4 volts), est fixé un cylindre d'ébonite de 15 millimètres de
long et de 10 millimètres de diamètre. Deux lames métalliques s'appliquent de part et d'autre de ce cylindre en laissant
entre elles un espace égal au huitième de la circonférence.
Quatre frotteurs constitués par un assez grand nombre de
fils fins (rappelant les balais des dynamos) et reliés à autant
de bornes, permettent d'amener et de recueillir le courant ;
ils donnent d'excellents contacts, chose absolument nécessaire
si l'on veut pouvoir compter sur l'exactitude des mesures
d'intensité.

» Dans ces conditions, on obtient sans difficulté quarante
inversions par seconde, et par suite, une tétanisation parfaite
du muscle soumis à l'action du courant. Inutile d'ajouter
qu'un métronome interrupteur, ou mieux, un rhéostat ondu-
lant (qui peut être actionné par le même moteur), rythme ce
courant, et donne des contractions musculaires comparables
aux contractions volontaires. »

OBSERVATIONS. — Truchot avait appliqué cette méthode
au traitement des atrophies musculaires et des paralysies
infantiles.

Ed. Xavier l'a utilisé pour le traitement des paralysies et
des *névrites*. Cet auteur s'exprime ainsi à ce sujet : « L'emploi des alternatives voltiennes facilite grandement le retour
de la motilité dans les muscles atteints, tant par l'action spé-
ciale du courant continu que par l'effet des contractions
tétanisantes du muscle, car on bénéficie ainsi, en outre
d'une gymnastique musculaire comparable à celles que produisent les courants faradiques, de l'effet particulier aux

courants continus si puissants sur la nutrition des tissus et des nerfs.

Nous reproduisons deux des observations résumées que cet auteur a publiées :

Observation I

O..., âgé de trente-cinq ans, marié, ayant été atteint de fièvre jaune, présente pendant la convalescence une sorte de faiblesse des jambes, qui l'empêche de marcher sans aide ; la faiblesse s'accentue au point qu'il ne peut plus se tenir debout. On constate un léger degré d'atrophie, surtout dans la région antéro-externe des jambes ; œdème des jambes jusqu'aux genoux, abolition des réflexes rotuliens ; troubles de la sensibilité.

Diagnostic : Polynévrite infectieuse.

Guérison en vingt-six séances par l'emploi exclusif des alternatives voltiennes.

Observation II

Docteur A. S..., médecin, à la suite d'un travail pénible, pendant l'épidémie de fièvre jaune qui a ravagé la ville de Savocaba (1899-1900), présente des troubles paralytiques et amyotrophiques dans les membres inférieurs ; affaiblissement accentué des réflexes rotuliens. Le malade se plaint de douleurs dans les jambes qui sont œdémateuses, et de fourmillements dans les pieds.

Diagnostic: Polynévrite infectieuse.

La guérison de ce malade a été obtenue en vingt-cinq séances.

CHAPITRE VII

Association des différentes formes de courant dans le traitement des névrites.

En regard des faits que nous avons exposés jusqu'ici et qui sont relatifs aux différentes formes de courant employées isolément dans le traitement des névrites, il nous paraît intéressant d'attirer l'attention sur quelques faits que nous avons pu recueillir et qui sont de nature à encourager l'association des diverses modalités électriques, en pareil cas.

Les observations contenues dans ce chapitre ne sauraient constituer une documentation complète à ce point de vue. Elles méritent cependant d'être signalées, car elles pourront, réunies à celles déjà publiées ou qui ne manqueront pas de l'être, contribuer à fixer, et à préciser, quand leur nombre sera suffisant, les règles du traitement électrique approprié à chaque cas de névrite.

Pour faire face à une thérapeutique symptomatique parfaite non seulement dans les différents cas de névrite, mais dans un seul et même cas, il est avantageux que l'électrothérapie dispose de ressources variées.

Le tableau symptomatique des névrites est, en effet, extrèmement varié, et les différents auteurs qui en ont fait la description ont insisté sur cette particularité.

La névrite périphérique, dit Babinski[1], présente des modes

(1) J. Babinski, *Des névrites.* — *Traité de médecine* Charcot-Bouchard-Brissaud, tome VI.

d'évolutions et se manifeste sous des aspects cliniques variés.

Après avoir fait remarquer quelles différences profondes peut présenter la marche des névrites d'un cas à un autre, cet auteur ajoute : « Le tableau symptomatique diffère encore suivant que les lésions siègent exclusivement ou prédominent dans les fibres motrices ou les fibres sensitives, ou bien qu'elles atteignent à la fois ces deux espèces de fibres ; suivant qu'elles sont plus ou moins intenses ou plus ou moins étendues, et enfin, suivant toutes sortes de circonstances que je ne puis énumérer.

» En prenant en considération le grand nombre des caractères dont chacun est capable d'imprimer à l'affection un cachet particulier, et en imaginant toutes les combinaisons qui peuvent résulter des divers modes d'association de ces caractères les uns aux autres, on peut concevoir à *priori* la multiplicité des variétés cliniques qui peuvent être réalisées. »

Dans le *Manuel de médecine* (1), Jacquet déclare que le domaine nosologique des névrites primitives est devenu des plus touffus. « Aujourd'hui, dit-il, la question des névrites n'est plus ce cadre sans tableau dont Charcot parlait naguère. Même certains, et des meilleurs, trouvent le tableau un peu chargé. »

Grasset et Rauzier (2), de leur côté, soulignent cette variabilité de la symptomatologie, dans leur traité des maladies nerveuses. « Pourquoi la symptomatologie n'est-elle point univoque dans les névrites ? Pourquoi à des altérations anatomiques identiques ne correspondent pas toujours les mêmes symptômes ? Pourquoi y a-t-il des formes sensitives, motrices, mixtes ou latentes, alors que, dans tous les cas, la lésion des nerfs périphériques est la même ? C'est là un point que les

---

(1) Debove et Achard, *Système nerveux.* — *Manuel de médecine*, tome IV.

(2) Grasset et Rauzier, *Traité pratique des maladies du système nerveux.* — *Maladie des nerfs*, tome II.

recherches les plus modernes ne sont pas parvenues à élu-
cider. »

Les troubles de la motilité, de la sensibilité, de la trophicité,
les troubles vaso-moteurs et sécrétoires, les troubles intellec-
tuels et les modifications de l'état général donnent à l'affection
sa physionomie nosologique, mais les types les plus divers
se trouvent réalisés par la prédominence, variable suivant
les cas, d'un seul symptôme aux dépens des autres à peine
apparents, ou par l'association de plusieurs symptômes assez
accentués les uns et les autres et qui rendent le tableau plus
complexe.

L'importance de ces considérations, au point de vue du
traitement, est indiscutable. La diversité même des symptômes fournira au médecin les indications à remplir, et ces
indications pourront être fort différentes d'un cas à un autre.
En outre, dans un même cas de névrite, la dissociation des
symptômes obligera également le médecin à diriger contre
les différents troubles le traitement qui paraîtra le plus efficace.

En d'autres termes, la thérapeutique électrique d'une forme
sensitive, avec retentissement sur l'état général (insomnie,
etc., etc...), différera certes notablement de la thérapeutique
électrique d'une forme purement motrice.

Par contre, dans un cas donné, les troubles de la sensibilité
et les troubles de la motilité étant associés, pourront bénéficier, tout comme s'ils étaient isolés, d'applications électriques
différentes, dirigées contre chacun d'eux (1).

_____

(1) Ces remarques sont d'ailleurs applicables aux différents moyens thérapeutiques, autres que l'électricité, utilisés contre les névrites et dont nous ne
nous occupons pas, au cours de ce travail. Le plus souvent, en vertu des mêmes
considérations que nous faisons valoir dans ce chapitre, ces moyens de traitement seront associés avec discernement aux diverses formes de l'énergie électrique. De cette façon se trouvera réalisée une thérapeutique moins exclusive

Il est juste de remarquer, en outre, que si les divers troubles
sensitifs, moteurs, trophiques, et en un mot tous les troubles
que peut déterminer un processus de névrite, se trouvent
combinés d'une façon variable suivant le malade auquel on a
affaire, il est également établi que ces mêmes troubles se présentent à des degrés divers suivant la période de la maladie :
« La régression des divers symptômes se fait ordinairement
dans l'ordre inverse de leur apparition (1).»

Les névrites présentent, en outre, dans leur « marche des
variations et des irrégularités qui sont en rapport avec l'énergie
et la durée d'application de la cause qui leur a donné nais-
sance (2). »

La période de l'affection a donc, elle aussi, une très grande
importance, en raison de l'acuité respective des divers symptômes, et cette particularité se trouve notée avec soin dans les
traités classiques. Voici comment s'exprime Babinski (3) à ce
sujet : « L'électricité est un des agents dont on fait le plus
communément usage dans le traitement des névrites périphériques ; il ne faut pourtant s'en servir qu'avec circonspec-
tion et dans certaines circonstances déterminées. D'une façon
générale, on peut dire que l'électrothérapie doit être proscrite
au début de la maladie, principalement quand il s'agit d'une
névrite sensitive, ou d'une névrite mixte, que l'emploi en est,
au contraire, clairement indiqué quand le processus morbide
semble avoir épuisé son action et que l'on n'a plus affaire qu'au
reliquat des lésions qu'il a provoquées.

» Dans le premier cas, l'électrisation des muscles ne saurait

et partant plus complète. Mais l'exposé ou la discussion de ce point particulier ne rentre pas dans le cadre de notre sujet.

(1) Grasset et Rauzier, *Traité pratique des maladies du système nerveux
— Maladie des nerfs*, t. II.

(2) Grasset et Rauzier, *loc. cit.*

(3) Babinski, *Des névrites. — Traité de médecine*, Charcot-Bouchard-Brissaud, t. IV.

avoir d'autre résultat que d'exagérer les douleurs, et elle pourrait même augmenter les lésions, tandis que, dans le second cas, ce mode de traitement est efficace et favorise, pour le moins, la restauration des muscles atrophiés.

» Mais si la ligne de conduite est nettement tracée dans les périodes extrême de la maladie, il n'en est plus de même dans la période intermédiaire, c'est-à-dire lorsque la névrite est à une phase plus ou moins éloignée de son début, sans que l'activité de son processus pathologique soit manifestement épuisée, ce qui est à la vérité bien souvent difficile, ou même impossible à reconnaître avec certitude. »

Raymond (1) présente, lui aussi, la première période d'une polynévrite tant soit peu grave comme « un moment ou une intervention active, dirigée contre certaines manifestations essentielles de la névrite, contre la paralysie et l'atrophie musculaires, ne pourrait qu'aggraver le mal ou le rendre irrémédiable. »

Tous les auteurs apportent cependant quelques réserves à ces règles, qui ne sont rigoureusement applicables qu'aux seules névrites graves en pleine phase aiguë, et ils laissent le choix de la conduite à tenir dans les cas moins nettement tranchés au « sens clinique » du médecin. On devra donc toujours procéder avec prudence, graduer lentement et doucement l'intensité du traitement et surtout localiser son action aux régions pour lesquelles il paraît le plus facilement supportable ; il faudra, en un mot, comme le dit Babinski, *tâter le terrain*. De cette façon « on ne s'exposera pas à nuire au malade » ; et, suivant le résultat obtenu, on fera une plus ou moins grande part du traitement électrique.

Ces sages préceptes sont, sans doute, parfaitement fondés, et ils permettront aux médecins de faire bénéficier, dans bien

(1) Raymond, *Leçons sur les maladies du système nerveux*, 1897.

des cas, leurs malades d'une thérapeutique bienfaisante, dont une abstention par trop prudente les aurait privés, pour un certain temps; mais combien l'application de cette ligne de conduite ne sera-t-elle pas facilitée par la latitude que doit donner le choix de plusieurs formes différentes de l'énergie électrique n'ayant pas toutes les mêmes contre-indications et les mêmes inconvénients!

Cette variété de ressources offertes par l'électrothérapie permettra d'apporter dans la pratique de ces cas difficiles, de ces cas dans lesquels il est nécessaire de *tâter le terrain*, un tact et, si l'on peut ainsi parler, un doigté, qui réaliseront à merveille cette exploration de l'impressionnabilité du malade. Elle permettra, il faut bien le dire, d'appliquer sans inconvénients, dans bien des circonstances, un traitement électrique à des malades, chez lesquels l'emploi de certaines formes de courant se trouve soumis à des contre-indications et chez lesquels certaines formes, au contraire, peuvent être employées utilement.

En résumé, voici les principales considérations qui nous paraissent devoir ressortir de l'exposé qui précède:

Les névrites n'ont point une symptomatologie univoque: le tableau symptomatique varie d'un cas à un autre; les troubles prédominants dans deux cas donnés peuvent être d'ordre tout différent.

Le traitement électrique des névrites ne saurait donc être uniforme.

En outre, dans un même cas de névrite, les symptômes varient et se succèdent, et l'affection n'est point justiciable à toutes les périodes de la même thérapeutique.

En conséquence, il convient, semble-t-il, d'user avec discernement des diverses formes de courants qui ont été utilisées avec succès contre cette affection. Il faudra s'inspirer précisément, dans le choix de la forme du courant, des caractères actuels de la maladie et des résultats précédemment fournis par chaque forme particulière de l'énergie électrique et consignés dans de nombreuses publications.

Les différents procédés d'électrisation dont on peut disposer, ayant des effets thérapeutiques différents, il sera possible d'employer, à chaque période de l'affection, le traitement que l'expérience aura montré le plus efficace contre le symptôme prédominant.

Si le tableau est plus complexe, il sera possible également d'associer, à un même moment, les différentes formes de courant dont l'emploi paraîtra avantageux contre les différents troubles présentés par le malade.

Cette association *successive* ou *parallèle*, suivant les cas, des diverses modalités électriques, est certes un des points intéressants de la pratique électrothérapique. Elle est d'une détermination vraiment clinique.

On s'inspirera donc, d'un côté, de la symptomatologie de l'affection, de l'autre, des propriétés physiologiques et thérapeutiques des différentes formes de courant.

S'il est vrai, en effet, comme le font judicieusement remarquer les auteurs que nous avons cités, que la faradisation et la galvanisation elles-mêmes peuvent constituer, à un moment donné, une intervention intempestive et nuisible, il faut reconnaître que d'autres courants, ne s'accompagnant pas des mêmes effets sur le nerf ou le muscle, pourront rendre de réels services.

L'électricité statique, par exemple, non pas sous forme d'étincelles, mais sous forme de souffle, ne saurait être l'objet des mêmes critiques. Elle exerce une action sédative profonde et peut diminuer assez vite les phénomènes douloureux, comme le démontrent des observations nombreuses de dermatoses, s'accompagnant d'inflammations étendues et intenses des téguments, rapidement améliorées et parfois complètement guéries par ce mode de traitement. Il est intéressant de faire observer à ce sujet que ces dermatoses développent en même temps, dans les filets nerveux des régions enflammées, un véritable processus de névrite.

Les courants de haute fréquence caractérisés par un nombre extrêmement élevé de vibrations à la seconde, sont, dans certaines conditions d'application, sans action sur la sensibilité générale et la contractibilité musculaire, et exercent une action analgésique notable, en même temps qu'une action trophique énergique. Ils pourront donc être utilisés, comme l'électricité statique, sans provoquer d'excitation neuro-musculaire, dans les circonstances où celle-ci serait préjudiciable.

En dehors de certains cas où, comme le dit Raymond, « les manifestations douloureuses dominent la scène morbide », où « un simple attouchement de la peau, la moindre pression exercée sur les muscles ou sur le trajet des troncs nerveux, le moindre mouvement passif imprimé à un membre réveillent des douleurs tellement violentes, qu'elles arrachent des cris au patient », conditions particulières dans lesquelles il importe surtout de laisser les malades au repos absolu, dans l'attitude qui leur procure le plus de soulagement, on pourra recourir aux moyens précités : applications directes de haute fréquence et surtout souffle statique. Cette dernière modalité électrique nous paraît plus spécialement susceptible d'améliorer des névrites à forme sensitive, même à leur période aiguë.

Il faudra simplement procéder avec cette prudence que recommandent les auteurs que nous avons cités. On pourra ainsi s'apercevoir avant d'avoir pu nuire, de ces susceptibilités particulières que présentent quelques malades vis-à-vis de certaines formes de courants, susceptibilités qu'on ne peut prévoir et qui rendent parfois, quelle que soit l'affection dont il s'agit, le traitement électrique inapplicable.

Cette intervention thérapeutique, appropriée aux circonstances et dirigée avec discernement, donnera, le plus souvent, d'excellents résultats. Un traitement préliminaire, par l'électricité statique, par exemple, préparera la voie à un traitement ultérieur. Il aura, sinon raccourci la periode douloureuse, du moins soulagé le malade. Plus tard, lorsque la sensibilité se sera assoupie, lorsque « le processus pathologique sera manifestement épuisé », la galvanisation et la faradisation pourront, avec avantage, être employées contre les reliquats de la maladie ; contre les paralysies, les atrophies, etc...

Dans ces conditions, les différentes formes du courant que nous venons d'énumérer se trouveront utilement associées par leur emploi successif.

Dans d'autres cas, on pourra les employer simultanément pour répondre à des indications variées. Si l'on se trouve, par exemple, en présence d'un malade présentant une atrophie musculaire accentuée, en même temps que des troubles sensitifs et supportant très bien la faradisation, on pourra joindre l'électricité statique à la faradisation afin d'exercer simultanément une heureuse influence et sur les phénomènes douloureux et sur les troubles trophiques.

Pour apporter sur cette question des conclusions détaillées, il serait d'ailleurs nécessaire d'entreprendre une longue étude et de réunir plus de matériaux que nous n'avons pu en recueillir. Il nous paraît cependant que les observations suivantes, si elles sont insuffisantes pour étayer des conclusions précises, suffisent cependant à démontrer combien il est avantageux, dans certains cas, d'associer les différentes formes de courant dans le traitement des névrites.

Observation I

(PERSONNELLE ET INÉDITE)

(Recueillie dans la pratique de M. le professeur agrégé Rauzier et dans
le service d'électrothérapie de l'hôpital Suburbain de Montpellier.)

Névrite du trijumeau avec zona et paralysie faciale en voie de rétrocession

X... (A.), soixante-cinq ans, employé de bureau.

Antécédents héréditaires. — Arthritisme.

Antécédents personnels. — Lithiase biliaire et urinaire. Très nerveux.

HISTOIRE DE LA MALADIE ACTUELLE. — Il y a deux mois et demi, vers
le commencement juillet 1900, vingt jours après un refroidissement
consécutif au séjour, pendant toute une matinée, dans un courant
d'air violent, le malade a éprouvé une *névralgie violente des trois
branches du trijumeau droit,* qui l'a empêché de dormir pendant quarante nuits. Cette névralgie s'est accompagnée *d'herpès* dans le
domaine des nerfs maxillaire inférieur et supérieur.

Dix jours après le début de la névralgie est survenue une *paralysie
faciale droite* complète, portant sur le facial supérieur et inférieur. Le
malade ne pouvait ni souffler, ni siffler, etc.

Un mois et demi après le début de la maladie, la névralgie a diminué
de violence, le malade a eu quelque repos et la paralysie faciale a
complètement disparu.

ÉTAT DU MALADE LE 18 SEPTEMBRE. — Pas de paralysie. On ne
constate qu'un léger degré de parésie de l'orbiculaire des paupières.

Le malade se plaint surtout de phénomènes sensitifs. Il accuse un
endolorissement continu de la face, à droite, avec *sensation de
masque.*

On note une hypesthésie notable de la joue droite à la température,
au contact et à la douleur dans le domaine de deux branches inférieures du trijumeau. Quand on le rase, le malade ne sent pas le
rasoir à droite.

La nuit, il est souvent réveillé par des élancements extrêmement
douloureux. Il est très sensible aux changements de température, qui
provoquent toujours la réapparition de la névralgie.

Sur la joue et sur la tempe droite, on voit quelques taches brunes.

estiges de la première éruption; on voit, en outre, quelques petites croûtelles et quelques taches rouges correspondant à l'éruption actuelle de zona. La peau, au niveau de ces points, est extrêmement sensible et le moindre attouchement procure au malade comme une sensation de brûlure.

Aucun symptôme auriculaire ou pharyngien.

Rien du côté des sphincters.

Rien du côté des autres appareils.

Pas d'albumine ; pas de sucre. Phosphates en abondance.

L'état général du malade a été atteint. L'appétit et le sommeil sont diminués.

M. le professeur agrégé Rauzier adresse le malade au service d'électrothérapie de l'hôpital Suburbain de Montpellier.

TRAITEMENT ET RÉSULTATS DU TRAITEMENT. — A dater du 18 septembre 1901, le malade est traité par la galvanisation et l'électricité statique associées.

La galvanisation est appliquée de la façon suivante : une large plaque d'étain garnie de peau de chamois et recouverte d'une épaisse couche d'ouate hydrophile est imbibée d'eau chaude et moulée sur la moitié de la face. Elle est reliée au pôle positif. L'électrode indifférente est placée, soit à la nuque, soit dans une cuve où plonge la main. L'intensité maxima est de 10 à 15 milliampères. Les séances sont répétées chaque jour et durent dix minutes.

Quelques instants après avoir soumis le malade à la galvanisation, on le soumet au souffle statique pendant vingt minutes.

Sous l'influence de ce traitement, le malade accuse une amélioration dès la deuxième séance : la joue lui paraît moins insensible. Le sommeil est meilleur.

Peu à peu l'amélioration progresse. Après cinq séances, elle est déjà très sensible. La sensation de marque s'efface. Les élancements douloureux diminuent de fréquence et d'intensité. Le sommeil est excellent. L'appétit est revenu.

Après douze jours de ce traitement, le malade quitte le service d'électrothérapie. La joue n'est plus endolorie. La sensibilité est à peu près normale. Les placards de zona sont guéris. L'état général est excellent.

Après la cessation du traitement électrique, le malade prend du glycéro-phosphate de chaux pendant un mois.

Il est revu, à plusieurs reprises, en excellente santé.

Observation II

(PERSONNELLE ET INÉDITE)

(Recueillie dans le service d'électrothérapie de l'hôpital Suburbain
de Montpellier.)

Polynévrite typhique des membres inférieurs

R..., (Pierre), employé de commerce, vingt-deux ans.

Antécédents héréditaires. — Père hemiplégique.

Antécédents personnels. — Rougeole dans le jeune âge. Pas de syphilis,
ni de blennorragie. Pas de paludisme, pas d'alcoolisme.

HISTOIRE DE LA MALADIE. — Il a eu la fièvre typhoïde au mois de
mai 1901. Il est resté malade pendant deux mois et demi et n'est entré
en convalescence que vers le 15 juillet. Il déclare qu'il se sentait extrêmement affaibli. Vers le 27 juillet, il a eu une rechute qui l'a tenu au lit
pendant près de dix jours. A la fin de cette période, quand il a voulu
se lever, il a senti ses jambes plus faibles encore qu'au début de sa convalescence.

En très peu de temps, il est arrivé à ne pas pouvoir se tenir sur ses
jambes. En outre, il se plaignait de fourmillements désagréables dans
les membres inférieurs et de quelques douleurs dans les cuisses et
dans les mollets.

Nous voyons le malade fin août, et lui conseillons un traitement électrique qu'il se décide à aller suivre à l'hôpital Suburbain de Montpellier.

ETAT DU MALADE le 3 septembre, date de son entrée au service
d'électrothérapie.

Système nerveux. — *Motilité*. — Le malade marche très péniblement,
soutenu par deux personnes qui le poussent plutôt qu'elles ne l'aident,
il progresse en laissant traîner ses pieds. Il ne sent aucune force dans
ses membres inférieurs. La puissance des différents mouvements est
extrêmement diminuée. Il suffit d'un très léger effort pour leur faire
opposition.

Assis, le malade n'arrive pas à détacher le pied du sol, s'il veut
croiser les jambes, il faut qu'il soulève sa jambe avec les mains. Si on
lui écarte les jambes, il ne peut pas ensuite rapprocher les deux pieds.

Les muscles du cou, du tronc et de la face, sont absolument
indemnes.

Sensibilité. — Le malade se plaint d'une sensation de chaleur et de fourmillements très désagréables dans les membres inférieurs. Il éprouve souvent des douleurs assez vives dans les mollets et dans les cuisses.

Réflexes. — Les réflexes tendineux sont abolis. On ne constate pas le signe de Babinski.

Trophicité. — Les masses musculaires des membres inférieurs sont flasques et très diminuées de volume. Les mensurations pratiquées à ce moment donnent les chiffres suivants :

Périmètre maximum, mollet droit.... 28 centimètres.

—   —   id. gauche... 27 centimètres.

En fait de troubles vasomoteurs, on note une sudation abondante. La peau des membres inférieurs est toujours moite, principalement au niveau des pieds. Le malade déclare n'avoir jamais présenté d'hyper-hydrose.

Etat général assez médiocre. Pas d'appétit. Insomnie.

Examen électrique. — Muscles examinés : jambier antérieur et jumeau interne.

Modifications quantitatives. — L'excitabilité faradique est très diminuée à droite et à gauche pour les deux muscles examinés ; l'excitabilité galvanique est sensiblement la même des deux côtés pour ces deux muscles. Elle paraît diminuée.

Modifications qualitatives. — La secousse du jambier antérieur présente une certaine lenteur à droite et à gauche.

La secousse du jumeau interne ne présente de lenteur que du côté droit.

On ne constate pas l'inversion.

Rien du côté des autres appareils.

TRAITEMENT ET RÉSULTATS DU TRAITEMENT.—A dater du 3 septembre, le malade est soumis à des séances de souffle statique sur les membres inférieurs pendant vingt-cinq minutes tous les jours.

A la suite des deux ou trois premières séances, le malade déclare que les fourmillements ont diminué. Il souffre moins ; le sommeil est meilleur.

Le 9 septembre, les fourmillements n'apparaissent plus que de temps en temps. Les douleurs sont très atténuées. Le malade mange bien et dort bien.

Le malade a fait jusque-là six séances de souffle statique. Il est soumis, en outre, à partir du 9 septembre, à des séances de faradisation rythmée. Après la première séance, il dit avoir éprouvé une légère fatigue dans les jambes.

La faradisation est continuée ainsi que le souffle statique. Après la deuxième séance de faradisation, le malade n'accuse aucune sensation particulière.

Le 16 septembre (après six séances de faradisation et six nouvelles séances de souffle statique), le malade se sent quelque force dans les membres inférieurs. Il peut se tenir)debout, à peine soutenu par les personnes qui l'accompagnent. Quand il marche, il traîne moins les pieds. Quand il est assis, il peut soulever les jambes, écarter et rapprocher les pieds. Les douleurs et les fourmillements ont complètement disparu.

On cesse les séances de statique, et l'on ne continue que la faradisation.

Le 20 septembre, les forces reviennent progressivement dans les membres inférieurs.

Le malade se plaint toujours de sudations exagérées.

Il est soumis, à partir du 23 septembre, à des applications directes de haute fréquence, trois fois par semaine. On met une plaque d'étain à la région lombaire, et une plaque à chaque pied ; l'intensité varie de 500 à 700 milliampères. La durée des séances est de quinze minutes. La faradisation est continuée.

Le 27 septembre, la marche est devenue assez aisée, sans autre appui qu'une canne.

Le 2 octobre, le malade déclare que la sudation est diminuée. Il marche facilement, mais se fatigue cependant assez vite.

Le 6 octobre, la sudation est à peu près supprimée. La marche est facile, sans appui, le malade se tient sur un seul pied. On procède à un nouvel examen électrique du jambier antérieur et du jumeau interne.

L'excitabilité faradique est sensiblement égale des deux côtés pour le jambier antérieur et le jumeau interne. Elle est notablement augmentée comparativement au premier examen.

L'excitabilité galvanique n'a été recherchée que pour le jambier antérieur. Elle est à peu près égale à droite et à gauche, elle est augmentée par rapport aux chiffres fournis par le premier examen. Les secousses de ce muscle sont brusques.

Les mensurations pratiquées à ce moment donnent les résultats suivants :

        Périmètre maximum : Mollet droit... .... 31.5

        —   —   Mollet gauche........... 31

Les réflexes rotuliens paraissent encore légèrement diminués. Le
malade, se considérant comme guéri, quitte le service d'électrothérapie.

Il est revu le 15 octobre : la guérison est à peu près complète.

Nombre de séances de traitement :

        Statique................................ 13

        Faradisation........................... 16

        Application directe de haute fréquence....... 6

CONCLUSIONS

1° Différentes formes de courant ont été employées dans le traitement des névrites :
1) Les courants continus ;
2) Les courants faradiques ;
3) L'électricité statique ;
4) Les courants alternatifs de basse fréquence ;
5) Les courants alternatifs de haute fréquence ;
6) Les alternatives voltiennes.

2° Chacune de ces différentes formes de courant a donné, entre les mains d'observateurs différents, d'excellents résultats dans le traitement des névrites.

3° Il paraît avantageux de profiter de cette variété de ressources pour assurer un traitement symptomatique approprié à chaque cas.

4° On pourra, en s'inspirant de l'évolution et de la symptomatologie de la névrite qu'on aura à traiter, associer judicieusement ces diverses formes de courants en les utilisant soit successivement, soit simultanément.

INDEX BIBLIOGRAPHIQUE

APOSTOLI et BERLIOZ. — Communication au Congrès international de médecine de Moscou (Archives d'électricité médicale, 1897).

APOSTOLI et LAQUERRIÈRE. — De l'action thérapeutique des courants de haute fréquence dans l'arthritisme (Communication faite à la Société française d'électrothérapie, septembre-octobre 1899).

ARSONVAL (D'). — Action physiologique des courants alternatifs à grande fréquence (Archives de physiologie, 1893).

— Action physiologique et thérapeutique des courants de haute fréquence (Compte rendu, Académie des sciences, 6 juillet 1896).

— Les courants de haute fréquence et de haute tension (Séance de la Société française de physique, mai 1892).

BABINSKI. — Des névrites (Traité de médecine Charcot-Bouchard-Brissaud, t. VI).

BERGONIÉ. — Rapport sur la valeur thérapeutique des courants de haute fréquence au premier Congrès international de neurologie, électricité médicale, etc., de Bruxelles (Archives d'électricité médicale, 1897).

— Traitement électrique palliatif de la névralgie du trijumeau (Archives d'électricité médicale, 1897).

BERTIN-SANS (H.). — Une nouvelle forme du rhéostat du professeur Bergonié (Archives d'élec. méd., 1897).

BISHOP (Dr Francis B.). — Courants de haute tension dans le traitement des névrites (Congrès de l'American Electrotherapeutic Association, tenu à Buffalo, 1899).

BORDIER. — Précis d'électrothérapie.

— Influences de la résistance du fil constituant les bobines induites (Congrès de l'Association française pour l'avancement des sciences, Tunis, 1896).

DÉBEDAT. — Influences des différentes formes de l'électricité, d'usage courant en électrothérapie, sur la nutrition du muscle (Archives d'électricité médicale, 1894).

DEBOVE et ACHARD. — Manuel de médecine, t. 1V, système nerveux.

DUCHENNE DE BOULOGNE. — L'électrisation localisée.

DENOYÉS. — Action thérapeutique des applications directes des courants de haute fréquence (Archives d'électricité médicale 1901).

DENOYÉS et LAGRIFFOUL. — Traitement des névrites par les courants de haute fréquence (Archives d'électricité médicale, 1901).

GRASSET et RAUZIER. — Traité pratique des maladies du système nerveux. Maladie des nerfs, t. II.

MORTON (William J.). — Traitement des névrites et des névralgies du sciatique et du plexus brachial, par les courants statiques (Med. Record, 15 avril 1899).

OUDIN. — Les courants de haute fréquence et de haute tension dans les maladies de la peau et des muqueuses (Annales d'électro-biologie, 1898).

PLIQUE. — Traitement des névrites et des névralgies. Les actualités médicales, 1901.

RAYMOND. — Leçons sur les maladies du système nerveux, 1897.

RÉGNIER (Docteur). — Traitement des névrites périphériques par les courants alternatifs. Communication au Congrès international de Moscou, 1897, section de thérapeutique, sous-section d'électrothérapie (Archives d'électricité médicale, 1897).

— Traitement des névrites périphériques d'origine traumatique, par les courants alternatifs à basse fréquence. Communication à la section d'électricité médicale du Congrès de Boulogne, 1899.

Sudnick (R). — Contribution à l'étude du traitement électrique des névralgies (Annales d'électrobiologie, 1899).

Truchot. — Un commutateur inverseur rapide (Archives d'électricité médicale, 1898).

— Des alternatives voltiennes dans le traitement des atrophies musculaires. Communication au Congrès de Boulogne-sur-Mer de l'A. F. S., sous-section d'électricité médicale.

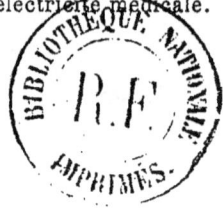

5

www.ingramcontent.com/pod-product-compliance
Lightning Source LLC
Chambersburg PA
CBHW070825210326
41520CB00011B/2118